CONTENTS

DR. GABRIELE BURACCHI

LA DIETA

PALEO

IN

ZONA

**Due diete apparentemente diverse
ma con molti punti in comune.
Questo libro vuole essere
una sintesi preziosa.**

Gabriele Buracchi
Nutrizionista e Psicologo

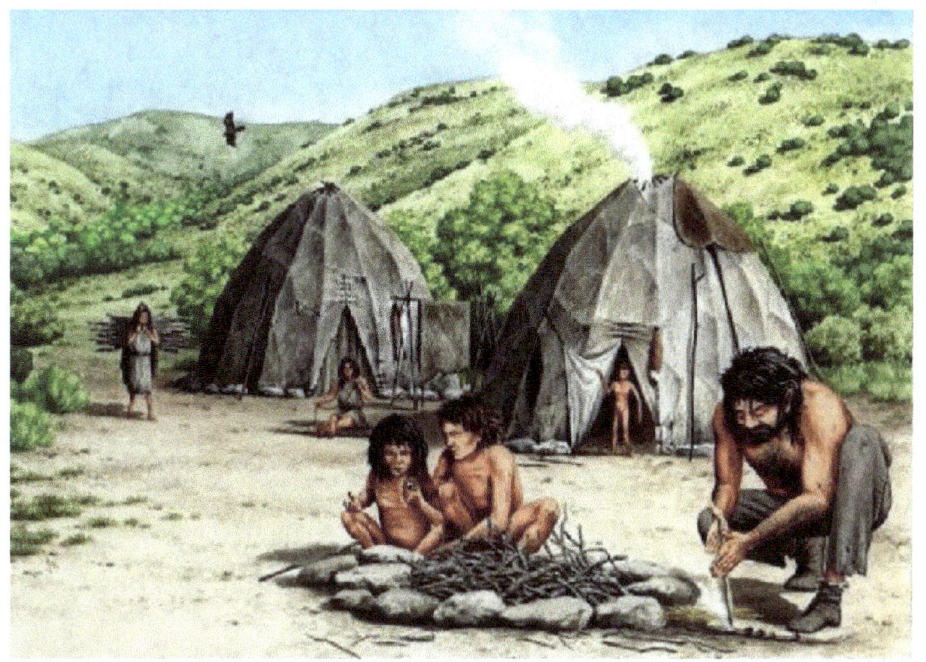

ZONA E PALEO

Forse può apparire contraddittorio o almeno ambiguo voler mettere assieme due diete come la **Zona** e la **Paleo**. Ma se si riflette un attimo, non è affatto così, anzi si tratta di un processo estremamente interessante e costruttivo da un punto di vista scientifico.

Mettiamo infatti assieme due filoni molto interessanti, direi di più, affascinanti e promettenti, della ricerca scientifica nel campo della nutrizione, cioè degli effetti degli alimenti sul nostro corpo, allo stesso modo in cui sono di particolare interesse le commistioni tra dieta Zona e dieta Mediterranea o tra dieta Zona e dieta Detox.

Questi connubi semplicemente ampliano le nostre conoscenze scientifiche permettendoci di prendere il meglio da ognuno di questi filoni di Ricerca.
Personalmente, pur occupandomi con passione di dieta Zona dalla fine degli anni 90, continuo a cercare con curiosità altre conoscenze che permettano di ampliare i mie orizzonti.

Cominciamo qui con il parlare dei presupposti della dieta **Paleo** per poi parlare di quelli della **Zona**, mettendo poi insieme le due diete ed integrandole.

L'ultima cosa che voglio sottolineare è che nessuna delle due può essere confusa con assurde e pericolose diete dimagranti, (*che dovremmo definire diete ingrassanti*), ma entrambe sono in realtà stili di vita salubri da proseguire per sempre e con incontestabili basi scientifiche a supporto.

dieta Paleolitica o dieta Paleo.

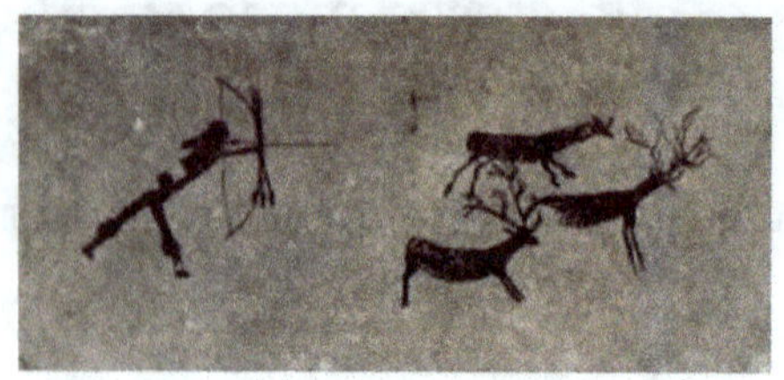

Cerchiamo di calarci un attimo nelle nostre origini, nel nostro sviluppo umano.

I nostri progenitori del Paleolitico certo non andavano a comprare il cibo al supermercato ma neppure praticavano l'agricoltura e l'allevamento.

Ne consegue che molti degli alimenti che noi usiamo abitualmente come il pane, la pasta, il formaggio o anche il semplice latte, solo per fare degli esempi, erano

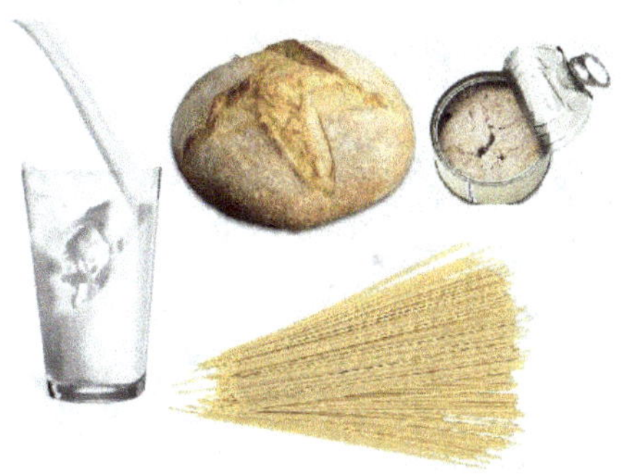

semplicemente inconcepibili.

Eppure, proprio grazie a quelle persone, la nostra specie continua ad esistere.

Come è possibile?

Molto semplicemente questo tipo di alimentazione (1-4) è quella a cui si è attenuta la specie umana, i famosi nostri antenati cacciatori-raccoglitori.

Comprende quindi gli alimenti di base consumati da ogni essere umano dalla nostra prima apparizione oltre un milione di anni fa, fino all'invenzione dell'agricoltura appena 10.000 anni fa [2, 3, 5-9].

Dobbiamo anche dire, però, che molti dei cibi che l'uomo ancestrale consumava non esistono più, o perlomeno non sono più corrispondenti a quelli di allora.

Quindi la **Paleo Dieta moderna** imita i cibi che avremmo consumato nel nostro passato storico.

Cerca di farlo nel modo più simile possibile a una dieta non adulterata dai moderni metodi agricoli, dalla zootecnia o dagli alimenti trasformati, elementi che sono esistiti solo per un breve periodo di tempo rispetto all'arco dell'evoluzione umana.

Pensiamo al *cibo spazzatura*, oggi ovunque, e che non esisteva anche poche decine di anni orsono o al vero veleno costituito dalle bibite gasate, senza fare nomi.

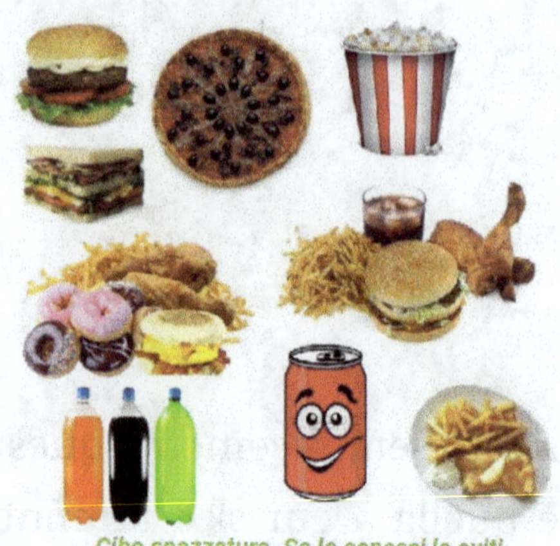

(In fondo al libro si definisce il concetto di Cibo Spazzatura)

Il Dr. Loren Cordain può essere considerato l'ideatore della Dieta Paleo, ma lui stesso sottolinea che si tratta di una dieta che non ha creato [7], trattandosi di un lavoro appartenente alla natura.

Ricordo anche l'antropologa Boyd Eaton e Stefan Lindeberg, tutti scopritori delle basi di questa alimentazione[2, 3, 9-16].
Confrontando la Paleo con una dieta occidentale moderna troviamo differenze nette.

La maggior parte dei nostri alimenti tipici di oggi è stata introdotta solo negli ultimi 100-200 anni.

Ciò include oli vegetali, zucchero raffinato e alimenti trasformati, basta pensare alla farina raffinata che è apparsa solo dopo l'invenzione dei mulini a rulli in acciaio alla fine del 1800.

Statisticamente circa il 70 percento degli alimenti nella moderna dieta occidentale è comparso solo nelle ultime generazioni.

Inutile dire che in questo brevissimo tempo i nostri corpi non hanno avuto tempo per evolversi per digerire correttamente questi alimenti. [3, 4, 6, 7, 9-13, 17, 18].

Fondamentali sono abbondanti quantità di cibi ricchi di nutrienti come frutta e verdura, carni magre e frutti di mare, eliminando contemporaneamente cibi infiammatori come cereali, latticini, zuccheri raffinati, oli raffinati e alimenti trasformati.

Esistono molti studi che riguardano la Dieta Paleo ed i suoi effetti terapeutici di ampia portata sia fisicamente che emotivamente, su malattie metaboliche, disturbi autoimmuni, salute mentale e molto altro. [19-47].

Per sua natura è una dieta di *natura antinfiammatoria* e quindi sono pochissime le malattie croniche o le malattie che non rispondono ad essa positivamente.

Molto in sintesi la Paleo ci spinge a desiderere i cibi per

i quali gli esseri umani si sono evoluti migliorando la densità dei nutrienti.

La base sono gli alimenti più nutrienti, tra cui verdure a foglia verde, mirtilli e salmone o altro pesce come quello azzurro.

Al contrario la maggior parte degli alimenti che si trovano in una tipica dieta occidentale quali cereali, latticini e carne grassa di allevamento - mancano di quella profondità di nutrizione.

Eliminare quegli elementi dalla dieta significa che andranno sostituiti con qualcos'altro.

Ma questo significa che per la natura della dieta Paleo, ci troveremo a mangiare più cibi densamente ricchi di una varietà di vitamine, minerali e sostanze fitochimiche essenziali come gli antiossidanti.

Questo vuol dire concentrarsi su cibi sani.

Naturalmente è importante anche il rapporto tra i macronutrienti (cioè, quante proteine rispetto ai carboidrati ed ai grassi si consumano, ma questo lo analizziamo nella Zona).

D'altronde è indubbio che i cibi sani abbondassero nelle

abitudini ancestrali, considerando la gamma di cibi che mangiavano i nostri antenati.

Ovviamente le società di cacciatori-raccoglitori che vivevano vicino all'equatore consumavano livelli più elevati di carboidrati,

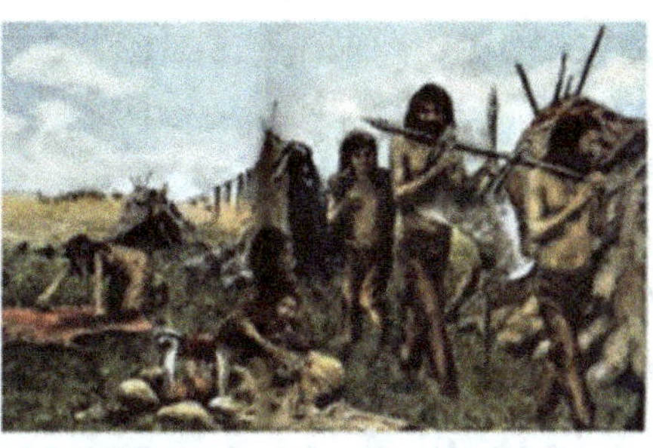

mentre quelle più a nord consumavano maggiori quantità di proteine e grassi.

Allo stesso modo, la nostra dieta ancestrale cambiava stagionalmente, quindi i rapporti dei macronutrienti oscillavano durante tutto l'anno.

Quindi dalla dieta Paleo impariamo in primo luogo a mangiare cibi sani mentre dalla Zona impariamo i rapporti tra i nutrienti.

Detto questo, mangiare cibi sani e naturali porta a una dieta più ricca di proteine e povera di carboidrati ad alto indice glicemico (vedi capitolo apposito) rispetto alla tipica dieta occidentale, ma lo stesso si ottiene con la dieta Zona.

Un effetto piacevole è la riduzione dei segnali di fame.

È, appunto, lo stabilizzarsi delle fluttuazioni dell'insulina e, quindi, il miglioramento del controllo glicemico, che risulta, essenziale in particolare per i diabetici.

Anche se gli zuccheri semplici sono ricchi di calorie, in realtà aumentano i segnali di fame creando un circolo vizioso. Si chiama ipoglicemia reattiva, una delle strade più veloci per ingrassare ed ammalarsi

Con una **dieta paleo** si consumano meno calorie, anticamera della salute.

Però si assorbono più micronutrienti essenziali.

Questo vuol dire eliminare anche picchi e cali nei tuoi livelli di energia.

Il vantaggio è triplice:

Rimanere più costantemente energico.

Eliminare gli attacchi di fame e voglie irrefrenabili.

Avere un maggior controllo sul proprio peso.

La **Paleo**, per sua natura, ti fa mangiare più cibi nella loro forma grezza e meno cibi trasformati.

In pratica grandi quantità di verdure, frutta, semi, carni magre sane, pesce, uova e una quantità moderata di noci.

Contrariamente a quello che alcuni credono, la Paleo non si basa sul consumo di carne in modo prioritario.
Questa credenza è un errore.

Infatti, sicuramente una dieta paleo non è vegetariana, ma per volume di cibi ingeriti la dieta è principalmente a base vegetale.
Questa dieta modifica alcuni rapporti come quello sodio-potassio che in una dieta occidentale è tipicamente di 10:1 e per una salute ottimale dovrebbe essere di circa 1:2.
Contrariamente a quanto si crede, né il sale aggiunto né il sale marino fanno parte di una sana dieta Paleo.

Purtroppo è noto che un elevato consumo di sodio rispetto al potassio contribuisce a un elevato carico di acido nel corpo, che ha molte conseguenze di salute negative.

Ad esempio, la ricerca ha dimostrato che l'alto contenuto di sodio nella dieta di molte persone contribuisce all'osteoporosi.

Un altro rapporto fondamentale è quello magnesio-calcio che ha anche un enorme impatto sulla salute.

La dieta Paleo, per natura, ti mantiene in equilibrio per quanto riguarda questi nutrienti cruciali.

A lungo sono stati demonizzati i **grassi**, tutti i grassi, pensando erroneamente che il consumo di grasso - qualsiasi grasso - portasse a livelli elevati di colesterolo e, infine, a malattie cardiache.

Questa convinzione è stata per lo più sfatata e ora sappiamo che era persino basata su una cattiva ricerca.

Ciò che è più importante sono i tipi di grassi che mangi.

In particolare, il rapporto tra **acidi grassi Omega-6 e Omega-3.**

Una dieta Paleo, a base di pesce, carni fresche magre e frutta e verdura sana, fornisce naturalmente un rapporto ottimale.

Si tratta di un punto assolutamente in comune con la dieta Zona e le ricerche di Barry Sears, specialista proprio in questo argomento fondamentale.

Cereali come il grano e la quinoa contengono molti *antinutrienti* come saponine e lectine.

Queste minuscole molecole sono molto efficaci nell'eludere i meccanismi di difesa intestinale e favorendo così la malattia.

La cottura dei cereali elimina molti di questi antinutrienti ma non tutti.

Questo ci dovrebbe far preocupare, perchè comunque questi antinutrienti nel tempo causano infiammazioni croniche e portano a malattie infiammatorie come le malattie autoimmuni e il cancro.

Una **dieta Paleo** elimina gli alimenti ricchi di questi antinutrienti.

Ma se conoscere questa alimentazione migliora la nostra salute, la consapevolezza di ciò può riempirci di un senso di gioia e benessere vivendo in uno stato naturale che stabilizza fisicamente ed emotivamente.

Si riconquista così un senso di giocosità e sicurezza che diventa la nuova normalità poiché il nuovo stile di vita ci premia ogni giorno. L'importamte è essere pazienti e disponibili ad imparare un nuovo stile di vita.

BIBLIOGRAFIA

1. Cordain, L., *The nutritional characteristics of a contemporary diet based upon Paleolithic food groups.* Journal of the American Nutraceutical Association, 2002. **5**(5): p. 15-24.

2. Cordain, L., et al., *Origins and evolution of the Western diet: health implications for the 21st century.* Am J Clin Nutr, 2005. **81**(2): p. 341-54.

3. Eaton, S.B. and M. Konner, *Paleolithic nutrition. A consideration of its nature and current implications.* N Engl J Med, 1985. **312**(5): p. 283-9.

4. Eaton, S.B. and S.B. Eaton, 3rd, *Paleolithic vs. modern diets-- selected pathophysiological implications.* Eur J Nutr, 2000. **39**(2): p. 67-70.

5. Eaton, S.B., L. Cordain, and P.B. Sparling, *Evolution, body composition, insulin receptor competition, and insulin resistance.* Prev Med, 2009. **49**(4): p. 283-5.

6. Cordain, L., et al., *Macronutrient estimations in hunter-gatherer diets.* Am J Clin Nutr, 2000. **72**(6): p. 1589-92.

7. Cordain, L., *The Paleo diet : lose weight and get healthy by eating the foods you were designed to eat.* Rev. ed. 2011, Hoboken, N.J.: Wiley. xv, 266 p.

8. Konner, M. and S.B. Eaton, *Paleolithic nutrition: twenty-five years later.* Nutr Clin Pract, 2010. **25**(6): p. 594-602.

9. Eaton, S.B., M. Konner, and M. Shostak, *Stone agers in the fast lane: chronic degenerative diseases in evolutionary perspective.* Am J Med, 1988. **84**(4): p. 739-49.

10. Cordain, L., et al., *Acne vulgaris: a disease of Western civilization.* Arch Dermatol, 2002. **138**(12): p. 1584-90.

11. O'Keefe, J.H., Jr. and L. Cordain, *Cardiovascular disease resulting from a diet and lifestyle at odds with our Paleolithic genome: how to become a 21st-century hunter-gatherer.* Mayo Clin Proc, 2004. **79**(1): p. 101-8.

12. Frassetto, L., et al., *Diet, evolution and aging - The pathophysiologic effects of the post-agricultural inversion of the*

potassium-to-sodium and base-to-chloride ratios in the human diet. European Journal of Nutrition, 2001. **40**(5): p. 200-213.

13. Eaton, S.B., M.J. Konner, and L. Cordain, *Diet-dependent acid load, Paleolithic [corrected] nutrition, and evolutionary health promotion.* Am J Clin Nutr, 2010. **91**(2): p. 295-7.

14. Cordain, L., et al., *An evolutionary analysis of the aetiology and pathogenesis of juvenile-onset myopia.* Acta Ophthalmologica Scandinavica, 2002. **80**(2): p. 125-135.

15. Cordain, L., B.A. Watkins, and N.J. Mann, *Fatty acid composition and energy density of foods available to African hominids. Evolutionary implications for human brain development.* World Rev Nutr Diet, 2001. **90**: p. 144-61.

16. Cordain, L., et al., *The paradoxical nature of hunter-gatherer diets: meat-based, yet non-atherogenic.* Eur J Clin Nutr, 2002. **56 Suppl 1**: p. S42-52.

17. Cordain, L., *Cereal grains: humanity's double-edged sword.* World Rev Nutr Diet, 1999. **84**: p. 19-73.

18. Cordain, L., M.R. Eades, and M.D. Eades, *Hyperinsulinemic diseases of civilization: more than just Syndrome X.* Comparative Biochemistry and Physiology a-Molecular & Integrative Physiology, 2003. **136**(1): p. 95-112.

19. Lindeberg, S., et al., *A Palaeolithic diet improves glucose tolerance more than a Mediterranean-like diet in individuals with ischaemic heart disease.* Diabetologia, 2007. **50**(9): p. 1795-1807.

20. Jonsson, T., et al., *Beneficial effects of a Paleolithic diet on cardiovascular risk factors in type 2 diabetes: a randomized cross-over pilot study.* Cardiovasc Diabetol, 2009. **8**: p. 35.

21. Klonoff, D.C., *The beneficial effects of a Paleolithic diet on type 2 diabetes and other risk factors for cardiovascular disease.* J Diabetes Sci Technol, 2009. **3**(6): p. 1229-32.

22. Jonsson, T., et al., *A paleolithic diet is more satiating per calorie than a mediterranean-like diet in individuals with ischemic heart disease.* Nutr Metab (Lond), 2010. **7**: p. 85.

23. Jonsson, T., et al., *Subjective satiety and other experiences of a Paleolithic diet compared to a diabetes diet in patients with type 2 diabetes.* Nutr J, 2013. **12**: p. 105.

24. Ryberg, M., et al., *A Palaeolithic-type diet causes strong tissue-specific effects on ectopic fat deposition in obese postmenopausal women.* J Intern Med, 2013. **274**(1): p. 67-76.

25. Boers, I., et al., *Favourable effects of consuming a Palaeolithic-type diet on characteristics of the metabolic syndrome: a randomized controlled pilot-study.* Lipids Health Dis, 2014. **13**: p. 160.

26. Mellberg, C., et al., *Long-term effects of a Palaeolithic-type diet in obese postmenopausal women: a 2-year randomized trial.* Eur J Clin Nutr, 2014. **68**(3): p. 350-7.

27. Talreja, D., et al., *Impact of a Paleolithic Diet on Modifiable Cardiovascular Risk Factors.* Journal of Clinical Lipidology, 2014. **8**(3): p. 341.

28. Whalen, K.A., et al., *Paleolithic and Mediterranean diet pattern scores and risk of incident, sporadic colorectal adenomas.* Am J Epidemiol, 2014. **180**(11): p. 1088-97.

29. Bligh, H.F., et al., *Plant-rich mixed meals based on Palaeolithic diet principles have a dramatic impact on incretin, peptide YY and satiety response, but show little effect on glucose and insulin homeostasis: an acute-effects randomised study.* Br J Nutr, 2015. **113**(4): p. 574-84.

30. Frassetto, L.A., et al., *Metabolic and physiologic improvements from consuming a paleolithic, hunter-gatherer type diet.* Eur J Clin Nutr, 2015. **69**(12): p. 1376.

31. Manheimer, E.W., et al., *Paleolithic nutrition for metabolic syndrome: systematic review and meta-analysis.* Am J Clin Nutr, 2015. **102**(4): p. 922-32.

32. Pastore, R.L., J.T. Brooks, and J.W. Carbone, *Paleolithic nutrition improves plasma lipid concentrations of hypercholesterolemic adults to a greater extent than traditional heart-healthy dietary recommendations.* Nutr Res, 2015. **35**(6): p. 474-9.

33. Dolan C, C.A., Davies N, Markofski M. , *Effects of an 8-week Paleo dietary intervention on inflammatory cytokines, in American Physiological Society Conference, Inflammation, Immunity and Cardiovascular Disease.* 2016: Westminster, CO. p. pp 40-41.

34. Fontes-Villalba, M., et al., *Palaeolithic diet decreases fasting plasma leptin concentrations more than a diabetes diet in patients*

with type 2 diabetes: a randomised cross-over trial. Cardiovasc Diabetol, 2016. **15**: p. 80.

35. Talreja, D., et al., *CRT-800.00 An Investigation of Plant-based, Mediterranean, Paleolithic, and Dash Diets.* 2016. **9**(4 Supplement): p. S61.

36. Whalen, K.A., et al., *Paleolithic and Mediterranean Diet Pattern Scores Are Inversely Associated with Biomarkers of Inflammation and Oxidative Balance in Adults.* J Nutr, 2016. **146**(6): p. 1217-26.

37. Afifi, L., et al., *Dietary Behaviors in Psoriasis: Patient-Reported Outcomes from a U.S. National Survey.* Dermatol Ther (Heidelb), 2017. **7**(2): p. 227-242.

38. Anton, S.D., et al., *Effects of Popular Diets without Specific Calorie Targets on Weight Loss Outcomes: Systematic Review of Findings from Clinical Trials.* Nutrients, 2017. **9**(8).

39. Blomquist, C., et al., *Attenuated Low-Grade Inflammation Following Long-Term Dietary Intervention in Postmenopausal Women with Obesity.* Obesity (Silver Spring), 2017. **25**(5): p. 892-900.

40. Irish, A.K., et al., *Randomized control trial evaluation of a modified Paleolithic dietary intervention in the treatment of relapsing-remitting multiple sclerosis: a pilot study.* Degener Neurol Neuromuscul Dis, 2017. **7**: p. 1-18.

41. Lee, J.E., et al., *A Multimodal, Nonpharmacologic Intervention Improves Mood and Cognitive Function in People with Multiple Sclerosis.* J Am Coll Nutr, 2017. **36**(3): p. 150-168.

42. Otten, J., et al., *Benefits of a Paleolithic diet with and without supervised exercise on fat mass, insulin sensitivity, and glycemic control: a randomized controlled trial in individuals with type 2 diabetes.* Diabetes Metab Res Rev, 2017. **33**(1).

43. Stomby, A., et al., *A Paleolithic Diet with and without Combined Aerobic and Resistance Exercise Increases Functional Brain Responses and Hippocampal Volume in Subjects with Type 2 Diabetes.* Front Aging Neurosci, 2017. **9**: p. 391.

44. Blomquist, C., et al., *Decreased lipogenesis-promoting factors in adipose tissue in postmenopausal women with overweight on a Paleolithic-type diet.* Eur J Nutr, 2018. **57**(8): p. 2877-2886.

45. Genoni, A., et al., *A Paleolithic diet lowers resistant starch intake but does not affect serum trimethylamine-N-oxide concentrations in healthy women.* Br J Nutr, 2018: p. 1-14.

46. Otten, J., et al., *A heterogeneous response of liver and skeletal muscle fat to the combination of a Paleolithic diet and exercise in obese individuals with type 2 diabetes: a randomised controlled trial.* Diabetologia, 2018. **61**(7): p. 1548-1559.

47. Wahls, T., et al., *Dietary approaches to treat MS-related fatigue: comparing the modified Paleolithic (Wahls Elimination) and low saturated fat (Swank) diets on perceived fatigue in persons with relapsing-remitting multiple sclerosis: study protocol for a randomized controlled trial.* Trials, 2018. **19**(1): p. 309.

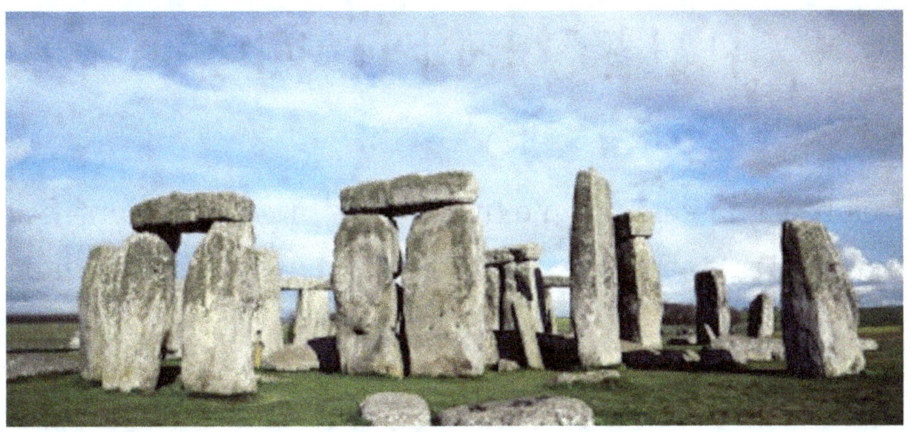

PALEO IN PRATICA

In sintesi, la Paleo non è una strana bizzarria scientifica ma è anzi una tappa importante nell'evoluzione delle conoscenze scientifiche nel campo della nutrizione umana.

Come tutti gli animali e le piante anche noi non siamo altro che il risultato dell' adattamento e quindi anche il nostro apparato digerente e tutte le nostre funzioni fisiologiche si sono sviluppate in rapporto alle risorse concretamente disponibili.

Molti alimenti, forse proprio quelli che oggi maggiormente consumiamo come graminacee coltivate e latticini, semplicemente non erano disponibili prima dell'avvento dell'agricoltura e dell'allevamento animale.

Ma questi due fenomeni sono molto recenti nella storia umana visto che risalgono a circa 10/12.000 anni fa mentre è noto che le modifiche nel DNA umano da 40.000 anni ad oggi non siano superiori allo 0,02%.
Questo vuol dire che il nostro corpo e quindi le nostre necessità sono sempre le stesse di allora.

I propugnatori e studiosi della Paleodieta come Loren Cordain, forse il più noto studioso delle abitudini alimentari della preistoria e che insegna presso il dipartimento di "Health and Exercise Science" (Salute e Scienze Motorie) presso l'Università del Colorado, negli USA, riporta l'origine della Paleodieta ai tempi remoti, quando gli uomini si nutrivano nel modo più adatto per far funzionare al meglio il corpo, assumendo gli alimenti così come si trovavano in natura, e trovati attraverso la raccolta, la caccia o la pesca.

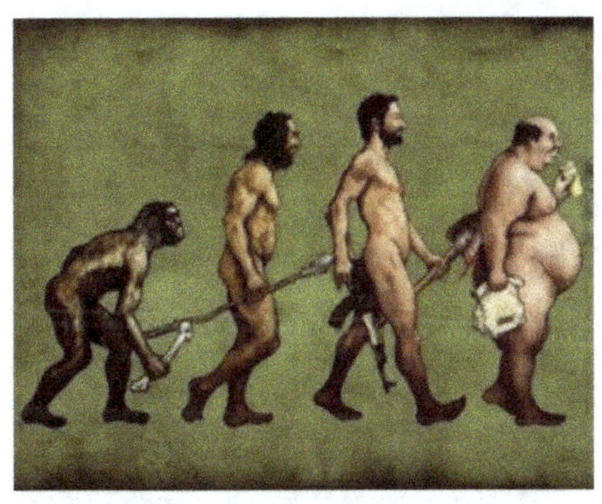

Qualcosa è andato storto

Ne consegue che gli alimenti fondamentali della attuale dieta come **cereali, latticini, zuccheri raffinati, carni grasse** e altri cibi, quasi sempre raffinati, trattati e salati, sono *alimenti sbagliati* per la nostra macchina metabolica. Una conseguenza è che fanno ingrassare e sono anche causa di malattie e cattive condizioni di salute.

Gli uomini Paleolitici si nutrivano soprattutto di animali magri, essendo selvatici e non allevati, e il consumo di proteine era molto elevato rispetto ad oggi.

I carboidrati provenivano da frutta e verdure selvatiche, escludendo quindi i cereali, ed erano presenti in maniera molto inferiore ma la quantità di fibre era molto più elevata.

Secondo gli studi di Cordain, l'apporto calorico nella dieta dei Paleolitici era formato da **carboidrati per il 20-40%**, da **proteine per il 20-35%**, e da **grassi per il 28-45%**.

Tutto sommato si tratta di percentuali compatibili con i rapporti 40/30/30 propri della Dieta Zona.

Inutile dire che in particolare i carboidrati della dieta Paleolitica erano molto diversi da quelli amidacei (pane, pasta, riso etc.) usati oggi, dato che provenivano essenzialmente da frutta e verdura.

Ma proprio questi Carboidrati, al contrario di quelli amidacei, hanno un effetto alcalinizzante nel corpo, riducendo le perdite del calcio.

Questo significa che la loro presenza nella dieta Paleolitica compensa l'effetto acidificante dovuto al consumo di carne, pesce e frutti di mare.

Rilevante e significativo anche la presenza di fibre.

Una Stranezza Biologica. Il Latte e i Latticini

Noi umani siamo l'unica specie, tra i mammiferi, a consumare latte e latticini finito lo svezzamento. Questo ci dovrebbe far riflettere proprio sul nostro consumo di derivati del latte.

I grassi dei Paleolitici erano *"sani"*, ossia **monoinsaturi**, **polinsaturi** e Omega 3, dato che erano esclusi in gran parte i dannosi grassi saturi, prevalenti nelle diete moderne.

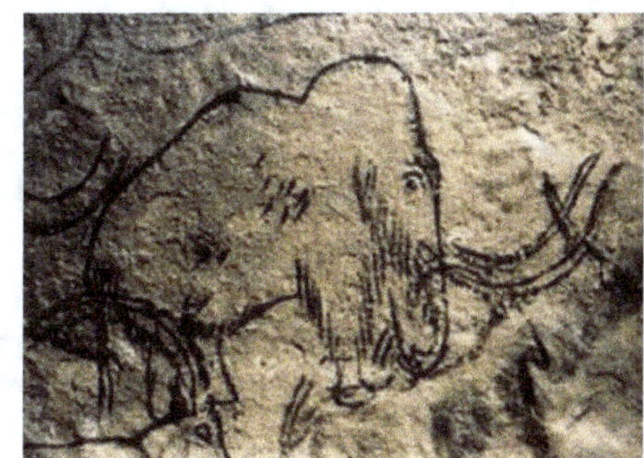

Ovviamente non c'erano i grassi idrogenati, tipici di merendine e fast food, i peggiori. Veri veleni.

Lo zucchero raffinato da tavola, il saccarosio, era sconosciuto e solo saltuariamente si poteva mangiare del miele, prodotto naturale e non raffinato.

Nella Paleodieta, inoltre, non si mangiavano latticini, in quanto l'allevamento non era una prassi sviluppata, e non si salavano i cibi.

La Paleo è una dieta iperproteica?

La Paleo viene accusata di essere iperproteica anche se essa, in realtà, non limita l'uso di carboidrati ma semplicemente prevede solo l'uso di carboidrati ingerendo frutta e verdura, che sono a basso indice glicemico e non cereali e loro derivati.

Fa quindi una scelta limitata ai migliori carboidrati soltanto.

Un'altra critica che le viene mossa alla Paleo sarebbe la carenza di calcio, dato che esclude i latticini, come abbiamo detto.

Dobbiamo però notare come i latticini, anche se ricchi di calcio, sono molto acidificanti e dunque rendano difficoltosa l'assimilazione d el calcio stesso, oltre ad alterare l'equilibrio calcio/magnesio.

Al contrario, una dieta che, come abbiamo visto, è particolarmente ricca di verdura e frutta, e quindi alcalinizzante come la Paleodieta, avrebbe un effetto protettivo proprio verso l'osteoporosi.

La Paleodieta, ovviamente, stimola le persone a condurre regolarmente uno stile di vita attivo, visto che certamente i nostri antenati, dovendo procacciarsi cibo, acqua e riparo, avevano una vita sicuramente molto attiva.

Anche qui le somiglianze tra **Dieta Zona** e Paleo sono

molte e interessanti.

Il fatto è che il "**motore**" che brucia il *carburante* è rimasto assolutamente lo stesso ed è rimasto quello di allora

Forsela nostra specie sarà di nuovo capace di adattarsi a "*questo nuovo carburante*" ma la cosa richiederà moltissimo tempo e, nel frattempo, causerà moltissimi problemi di salute.

Molti studi concordano nel dirci che il 70/75% delle malattie che affliggono l'uomo moderno sono causate dalla discrepanza esistente tra assetto genetico e cibo assunto o, comunque stile di vita in senso più lato.

SE osserviam le tribù che vivono ancora allo stato primitivo, sempre più rare ovviamente, si nota l' assenza delle malattie metaboliche che affliggono i paesi industrializzati, quali Cardiopatie, Tumori, Diabete Mellito, Morbo di Chron, Morbo di Parkinson etc.
A questo proposito dobbiamo concordare con **Loren Cordain fondatore della Paleo Dieta.**

Per quanto riguarda l'uso oggi così diffuso di latte e derivati, come è facile immaginare, prima dell'addomesticamento degli animali era impossibile per l'uomo consumare latte dopo il periodo dell'allattamento materno.

Mungere gli animali selvatici non è un compito facile!!

Ma l'introduzione dei latticini, un evento recente nella storia umana, ha *avuto come conseguenza l'alta incidenza di intolleranza al lattosio e la sua caratteristica distribuzione geografica.*

Il consumo di latte e latticini potrebbe essere correlata ad una serie di allergie e di reazioni infiammatorie, con effetti anche sulla psiche, che non sempre si manifestano in maniera evidente a livello clinico.
Come non si consumavano latticini, non si consumavano neppure cereali raffinati e derivati.

I cereali sono ben difficilmente commestibili senza profonde trasformazioni e lavorazioni, che erano impensabile nel Paleolitico.
Furono introdotti nella nostra alimentazione quando l'uomo si diede all'agricoltura circa 10.000 anni fa.
La **celiachia** è forse la manifestazione più estrema del potenziale immunogenico dei cereali con il glutine.

Esistono oggi prove del fatto che si **potrebbe trattare semplicemente della punta di un iceberg che nasconde una serie di reazioni immuni subcliniche**.

L'intolleranza al glutine si avvicina ad un'entità patologica ben definita con manifestazioni diverse della celiachia.

Non sono rari i casi di miglioramento significativo di sintomi come pancia gonfia, mal di testa o eczema grazie all'esclusione dei cereali dalla dieta.

Non si consumavano Oli vegetali idrogenati e, come già detto, non si consumavano Junk Food, ossia brioche, biscotti, patatine, panini, caramelle, succhi di frutta, marmellate, etc. **Semplicemente non non c'erano.**

(maggiori informazioni su patologie psichche indotte da latticini e frumento si trovano nel mio libro "CIBO E PSICHE. Alimentazione un fenomeno psicobiologico"

Con i dovuti adattamenti, chi segue una dieta Paleo cerca di seguire l'esempio degli antenati prediligendo dunque il consumo di carni magre, pesce e verdura.

A parte le verdure, gli altri carboidrati che trovano spazio nel regime alimentare Paleo, escludendo i cereali e i loro derivati, sono rappresentati dalla frutta, rigorosamente di stagione ed il più possibile a chilometro zero.

Per quanto riguarda il consumo di frutta vi sono alcune limitazioni dovute al fatto che la varietà che l'uomo ha oggi a disposizione è diversa da quella di cui si cibavano gli antenati
La frutta di oggi, proveniente da coltivazioni, è più grande e più dolce e contiene molte meno fibre rispetto al suo corrispettivo selvatico, ricorda Cordain.

Inoltre, nonostante essa sia ricca di minerali e vitamine, oltre a tutta una serie di nutrienti fondamentali per l'uomo, contiene anche molti zuccheri: sconsigliata dunque l'assunzione di frutti particolarmente dolci e ricchi di fruttosio come uva, banane, mango, ciliegie dolci, mele, ananas, pere e kiwi ai soggetti che soffrono di Insulino-resistenza.

Nonostante tali limitazioni, una Paleo Dieta o Dieta Paleolitica adeguatamente condotta, sembrerebbe essere in grado di agire positivamente sui livelli della glicemia, aiutando a mantenere sotto controllo una patologia come il *diabete di tipo 2*, ma anche eventuali complicazioni al livello cardiovascolare in soggetti predisposti.

A parlare di questo è anche uno studio pubblicato nel 2009 sulla rivista scientifica Cardiovascular Diabetology.

Paleo Zona.

Un punto di equilibrio.

Per correttezza dobbiamo anche rilevare le critiche anche rispetto alla **dieta Paleo**.

I vegetariani, ad esempio, la cui alimentazione ha principi di base diametralmente opposti a quelli della Paleo, sono molto critici nei confronti di questa dieta.

In effetti la Paleo, eliminando l'uso dei legumi, porta ad un regime alimentare in cui le proteine sono solo quelle di origine animale, proprio nel momento in cui la comunità scientifica da diversi anni invita ad una riduzione del consumo di carne.

Certo che non è necessario usare solo la carne per assumere proteine ma si potrebbe usare il pesce, sicuramente molto migliore.

Come spesso capita, è necessario trovare un punto di equilibrio.

Ritengo che chi sia interessato alla **dieta Paleolitica** potrebbe rivolgersi alla **Paleo Zona** che propongo, una ottimizzazione che prevede una assunzione più selettiva del cibo unendo i notevoli benefici forniti dall'alimentazione pro Zona attraverso una scelta di alimenti più vicini a quelli consumati dai nostri antenati e pertanto più indicati alla nostra genetica, dato che il nostro DNA è cambiato meno di 0.02% negli ultimi 40.000 anni).

Se, quindi, come abbiamo visto, l'uomo per la maggior parte della sua presenza sulla terra, come cacciatore-raccoglitore, si è nutrito principalmente di carne, pesce, verdura e frutta, con l'avvento della agricoltura-allevamento (10/11.000 anni fa), ha inserito nella propria alimentazione cerali, legumi e latticini, cibi fino ad allora sconosciuti all'organismo umano, che hanno causato e favorito l'insorgenza di malattie metaboliche croniche.

Forse anche peggio è avvenuto ancora più di recent quando, con l'industrializzazione, nel XVII secolo, è cominciata la produzione ed il consumo sempre più massiccio di alimenti raffinati e profondamente trasformati per arrivare negli ultimi decenni al junk food (qui un mio articolo per imparare a resistere al cibo spazzatura), che hanno stravolto e peggiorato ulteriormente la qualità e quantità degli alimenti assunti.

Queste rapide variazioni in peggio della dieta sono considerate la causa principale della inarrestabile epidemia dell'obesità, delle malattie cardiovascolari, del diabete mellito, dei tumori, e di tante altre malattie infiammatorie croniche del mondo occidentale.

Malattie che non colpivano il nostri antenati Paleolitici che erano invece sani, magri e con struttura fisica atletica.
Sintetizzando, la **Paleo Zona** evita i cereali e derivati ed i legumi.
Sono ovviamente da non usare lo zucchero raffinato e i dolcificanti così come sono da evitare tutte le bibite zuccherate, i succhi e le spremute nonché gli alcolici.

Come fonti di carboidrati vanno usati frutta e vegetali non amidacei, preferendo quelli a basso carico glicemico. Queste fonti di carboidrati sono ricche di antiossidanti, fitochimici e fibre sono tra i più potenti alleati nella guerra contro le malattie cardiache, il cancro e l'osteoporosi.

Per quanto riguarda le proteine, non utilizzando i legumi, si ricorre a fonti magre come pesce (il più consigliato), carni bianche, tagli magri di carne rossa, albume d'uovo. Sono da evitare fonti proteiche come **latte, yogurt, formaggi, soia e derivati.**
Non utilizzare il sale da cucina così come caramelle, chewingum e tutto il cibo spazzatura, di cui si parla in fondo al libro.

Come d'altra parte sappiamo dalla **Zona**, si consiglia di assumere almeno 2 litri di acqua al giorno e se si fa sport e si suda, anche 3 litri.

La **Paleo Zona** è adatta a tutti, sportivi in testa, ci sono comunque alcune situazioni e patologie che traggono particolari benefici e notevole aiuto dall'applicazione di questa dieta zona più restrittiva: sindrome metabolica, diabete di tipo 2, malattie cardiovascolari, ipertensione, calcolosi renale, asma, osteoporosi, malattie autoimmuni (morbo Celiaco, dermatite erpetiforme, artrite reumatoide, sclerosi multipla, ecc.).

La **Paleo Zona** è indicata nei periodi di "stallo" nella

riduzione del grasso corporeo, per imprimere a questa una accelerazione.

Generalmente è consigliato seguire la **Paleo Zona** per brevi periodi, dai 15 ai 30 giorni dato che è uno stile alimentare più "difficile" a causa della minore scelta di alimenti.

Passato questo periodo, consigliamo di ritornare alla **dieta Zona** "classica".

Possiamo quindi considerare la **Paleo Zona** come un tipo di alimentazione da utilizzare in casi di emergenza o di particolari necessità psico-fisiche, quali ad esempio nell'ottimizzazione della performance.

LA DIETA ZONA. PRINCIPI

Molti credono che la Dieta Zona sia complicata, ma in realtà si tratta di seguire poche e semplici regole, valide anche per la Dieta Paleo.

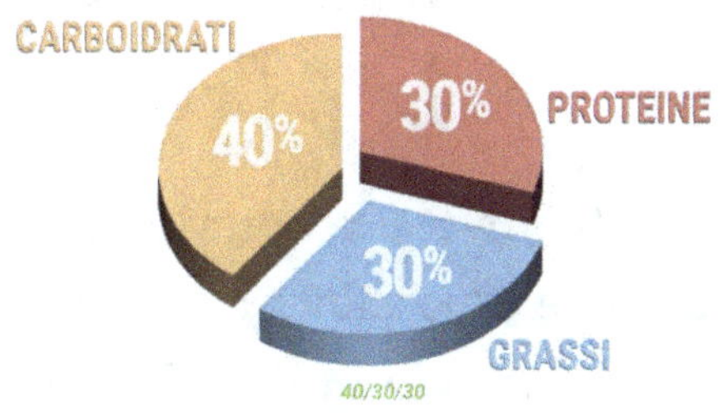

1) Ad ogni pasto vanno assunte le giuste proporzioni di carboidrati, proteine e grassi (il cui rapporto in calorie deve essere **40%-30%-30%**).

2) Tra un pasto e l'altro non far mai trascorrere più di 4/5 ore. Se passa un tempo superiore, va fatto uno spuntino. In questo modo la giornata è composto di almeno 3 pasti principali e 2 spuntini.

3) E' importante ridurre quanto più possibile il consumo di dolci, pane, pasta, riso e cereali raffinati che sono ad alto indice glicemico e quindi forti stimolatori d'insulina. Ovviamente nella Paleo questi alimenti vanno aboliti.

4) E' essenziale mangiare molta verdura e frutta a basso indice glicemico, cioè carboidrati che stimolano l'insulina in modo graduale.

5) Per dar luogo ad una risposta ormonale adeguata, lo spuntino dev'essere composto almeno da un blocco completo, ovvero da blocchetto di carboidrati, uno di proteine e uno di grassi.

6) L'ultimo spuntino è quello serale (prima di coricarsi), a meno che non si sia cenato entro le 2/3 ore precedenti.

In effetti è particolarmente interessante proprio la **Piramide Alimentare in Zona** che qui proponiamo e che, oltre a sottolineare l'importanza dell'attività fisica e dell'acqua, evidenzia la necessità di assumere ogni giorno alimenti ricchi di Omega-3, come il pesce o la frutta secca.

Certo, la **Paleo** elimina vari alimenti che invece la **Zona** accetta, ma questo non è un problema, dato che è possibile e semplice applicare i principi della Zona non utilizzando quegli alimenti specifici.

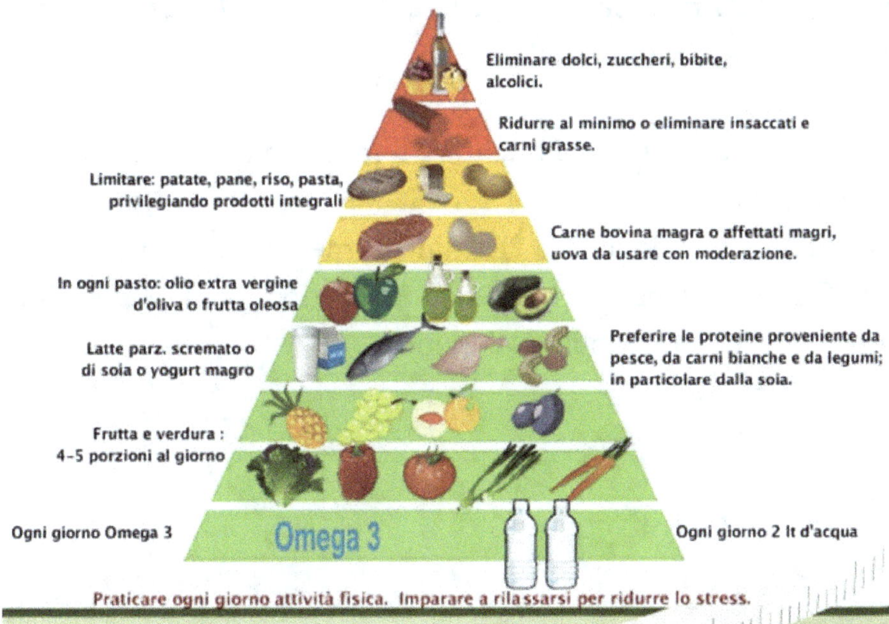

Gli alimenti che devono formare la base fondamentale della nostra alimentazione e quindi essere la base della nostra piramide alimentare sono la frutta e la verdura e non, come fanno alcune piramidi alimentari probabilmente "sponsorizzate" da gruppi agroalimentari, la pasta, il pane od addirittura i biscotti, alimenti ad elevato **Indice Glicemico** e poverissimi di sostanze utili come vitamine e sali minerali.

In questo Zona e Paleo corrispondono perfettamente.

Dobbiamo poi consumare la giusta dose di proteine che possono essere tanto di origine animale quanto vegetale (una corretta alimentazione in Zona è alla portata anche di Vegetariani e Vegani) ed infine i grassi che devono essere il più possibile mono o polinsaturi.

Di particolare rilievo l'olio di oliva e la frutta secca.

È quindi bene ridurre al massimo carni rosse o grasse così come pane, pasta o riso, per non parlare degli alcolici e dei dolci che sarebbe bene eliminare dalla nostra dieta.

Non a caso la Piramide alimentare li mette in alto, nella Zona di pericolo, in rosso.

Mangiare seguendo questa Piramide Alimentare in Zona apporta benefici sia nel breve che nel lungo periodo e può prevenire l'insorgere di molti problemi di salute.

Zona consigli pratici.

Questi consigli pratici non vogliono essere la soluzione di tutti i problemi.

E' comunque necessario rispettare le varie regole della Zona e farle diventare un'abitudine piacevole.

Possono comunque essere utili e farci ottenere i risultati che vogliamo con più facilità.

1) Masticare il cibo con calma, senza pensare ad altro.

Essere Consapevoli del cibo che mangiamo ci fa sentire più sazi.

Il segnale di sazietà infatti giunge dallo stomaco al cervello dopo circa 20 minuti dall'inizio del pasto.

2) Se si deve vincere un attacco di fame improvviso senza rischiare di mettere in bocca qualsiasi cosa sia a portata di mano, tenere in frigorifero qualcosa che sia in Zona o lo diventi facilmente.

Ad esempio attenendosi alla paleo, del Salmone affumicato o delle Mandorle.

Avere sempre a disposizione vari tipi di frutta, magari un misto di frutti di bosco e poi insalata di mare o gamberetti lessati, verdure crude o grigliate.

Questi, naturalmente, sono solo alcuni esempi.

3) I cibi integrali non hanno proprietà dimagranti ma, essendo ricchi di fibre, aiutano a saziarsi più velocemente di quelli raffinati.

Naturalmente per la Paleo meglio usare frutta o verdura cruda

4) Bere acqua durante la giornata (circa 1 litro e ½ o 2) facilita la diuresi.

L'acqua inoltre se bevuta a tavola, contrariamente a quando si pensi, aiuta a saziarsi più in fretta e non rallenta affatto l'azione dei succhi gastrici durante la digestione.

5) Gli eventuali "sgarri alimentari" non si recuperano con il digiuno.

Saltando un pasto si arriva a quello successivo con una fame eccessiva che soddisferemo senza rendercene conto.

È meglio recuperare, semplicemente facendo il pasto successivo in Zona.

Se proprio abbiamo esagerato, riduciamo di un blocco il pasto successivo.

6) Cucinare più porzioni in una volta sola e dividere poi il tutto in porzioni ridotte che verranno messe in singole vaschette nel freezer.

In questo modo non ci sarà il rischio di eccessi dovuti al fatto di non voler far avanzare una pietanza, mangiando più del dovuto.

7) Ci invitano a cena? Fare, prima di andare, uno spuntino da 1 blocco.

Questo ci permette di tamponare i morsi della fame e non rischiare a tavola di abbuffarsi di antipasti e crostini serviti prima della cena.

Bastano uno yogurt magro e della verdura cruda.

Naturalmente lo yogurt non fa parte della Paleo, e può essere sostituito con un uovo.

Per il pasto fuori casa adottare il metodo ad "occhio" o quello del piatto di cui si parla nel mio libro "Te la dò io la Dieta Zona".

8) È bene vivere il momento del pasto come un rito.

È importante concentrarsi sul cibo che stiamo mangiando (*mai mangiare davanti alla TV, parlando al telefono, facendo videogames*), per alzarsi soddisfatti e con la sensazione di aver mangiato a sufficienza.

9) Prima di andare a fare la spesa, prepararsi a casa una lista degli alimenti che veramente ci servono.

Questo ci permette di non cadere nelle tentazioni di offerte che sono ben lontane dalle nostre vere necessità.

Spesso è solo cibo spazzatura.

10) Per non farsi tentare dai cibi ad alto Indice Glicemico, quando si fa la spesa è consigliato non andare a stomaco vuoto.

Un'altro trucco è quello di fare il giro del supermercato al contrario, in modo che gli articoli più voluminosi, solitamente esposti verso l'uscita, siano messi subito nel carrello e diano un'idea di abbondanza.

Scegliere nei limiti del possibile prodotti biologici, di stagione, *a chilometro 0*.

11) Non saltare mai la prima colazione.

Saltarla significa esporsi al classico calo di zuccheri (e del rendimento psicofisico).

Fare sempre anche lo spuntino di mezza mattina per non arrivare a pranzo con la fame.

12) Sapori e profumi giocano un ruolo importante nella sensazione di sazietà.

Contrariamente a quello che si può pensare, con un piatto gustoso è più difficile eccedere, perché si è presto soddisfatti.

Un cibo troppo semplice a volte induce a esagerare in quantità perché dà l'idea di essere meno nutriente.

13) Privilegiare cibi da mordere e sgranocchiare perché in genere sono quelli più gustosi e più appaganti, richiedono più tempo per essere consumati e quindi danno maggiore sazietà e inoltre aiutano a scaricare lo Stress.

RICETTE PALEO
IN ZONA

Ricette di mare per pranzi e cene

– N.B. Le RICETTE PALEO in ZONA non prevedono l'uso di sale, comunque sconsigliato –

Ricetta per 2 persone. Filetti di Sgombro al Forno

Ingredienti per 6 BLOCCHI: 4 filetti di Sgombro grandi 240g. (6P), 2 cucchiaini da the di foglie di timo essiccate, 1 limone affettato fine, 8 foglie di origano, 2 cucchiai di olio di oliva (6G), un pizzico di pepe.

Separatamente si prepara 1 vassoio di insalata, non conteggiata, cui aggiungere 260g di carote (2C) più 70g. di Patate arrosto (2C) + 350g. di Mirtilli (2C).

Procedura: Deporre i filetti in un piano, spruzzare ogni filetto con la polvere di un timo, cospargendoli con metà dell'olio di oliva e deporre sul pesce le foglie di origano con alcune fette di limone.

Si arrotolano i filetti legandoli con lo spago apposito con una fetta di limone.

Si sparge esternamente il timo avanzato, ungendo d'olio anche l'esterno ed aggiungendo un pizzico di pepe.

Si arrostiscono le patate nella stessa teglia del forno, tenendolo un poco più a lungo.

Si introduce in una teglia antiaderente in un forno preventivamente riscaldato a 180/200°

Si cuoce per circa 10 minuti o comunque fino a cottura effettuata.

Ricetta per 2 persone. Filetti di Cernia.

Ingredienti 6 BLOCCHI: 4 filetti di cernia deliscati 240g. (6P), 600g di foglie di spinaci (2C), 2 zucchini affettati 640g. (1C), 6 olive nere senza nocciolo (2G), 4 cucchiaini di olio extravergine di oliva (4G), 2 cucchiai di succo di limone, 2 cucchiaini di scorza di limone grattugiata, 2 spicchi d'aglio tritati finemente, 2 cucchiai di basilico sminuzzato, 1 cucchiaio di erba cipollina sminuzzata (non conteggiati).

Separatamente consumare 300g. di ciliegie o clementine o kiwi (3C)

Procedura: Tagliare quattro fogli alluminio di 30 cm e poggiare sulla superficie di lavoro.

Tagliare anche 4 fogli di carta da forno della stessa dimensione e collocare sulla parte superiore dell'alluminio.

Stendere gli spinaci tra le 4 parti e mettere un filetto di pesce sulla parte superiore di ognuna.

Dividere zucchine e olive nelle 4 parti.

Utilizzare parte dell'olio di oliva per ungere il pesce.

Condire con pepe.

Mettere l'olio residuo in una piccola ciotola aggiungendo succo di limone, aglio, buccia di limone grattugiata e erba cipollina.

Versare un po' di miscela su ogni filetto, sollevare i bordi della carta e chiedere e poi a sua volta chiudere nell'alluminio.

Mettere in forno preriscaldato a 180/200°. Cuocere per 10 minuti circa.

Ricetta per 2 persone. Scampi, Gamberi e Capesante.

Ingredienti per 6 BLOCCHI: Scampi puliti 100g (2P), gamberi medio/grossi puliti 100g. (2P), Capesante aperte 140g. di contenuto (2P), 2 cucchiai di olio d'oliva (6G), 2 spicchi d'aglio tritati finemente, il succo di 1 limone ed un cucchiaio di buccia tritata, oltre a spicchi di limone da aggiungere ai piatti, 2 cucchiai di timo in polvere, 2 cucchiai di prezzemolo a pezzetti piccoli , il tutto non conteggiato.

Separatamente si prepara 1 vassoio di insalata, non conteggiata, cui aggiungere 340g di Pomodori per insalata (2C).

Si consumano inoltre 2 mele 360g. (2C).

Procedura: Disporre scampi, gamberi e capesante in una teglia abbastanza ampia da fare uno strato solo.

Amalgamare nell'olio gli altri componenti (a parte il prezzemolo) e cospargere sui frutti di mare.

Mettere in un forno preriscaldato a 250/300° o sul fuoco, coprendo la teglia con un foglio d'alluminio.

Cuocere per 10 minuti, o anche meno se sul fuoco. A cottura avvenuta, cospargere col prezzemolo e servire con spicchi di limone.

CIBO SPAZZATURA

Correva l'anno 1972 quando Michael F. Jacobson, microbiologo americano, coniò i due termini "**Junk Food**", ovvero *cibo spazzatura* e "**Empty Calories**", ovvero *calorie vuote.*

Attenti al Junk Food

Probabilmente non immaginava il successo che i due termini e in particolare il primo, avrebbero avuto nel mondo e probabilmente non immaginava neppure l'aumento esponenziale che la produzione e il consumo di cibo spazzatura avrebbe avuto nel tempo.

Già da allora, tuttavia, egli proponeva che *il cibo spazzatura portasse obbligatoriamente delle etichette che ne illustrassero i danni per la salute.*

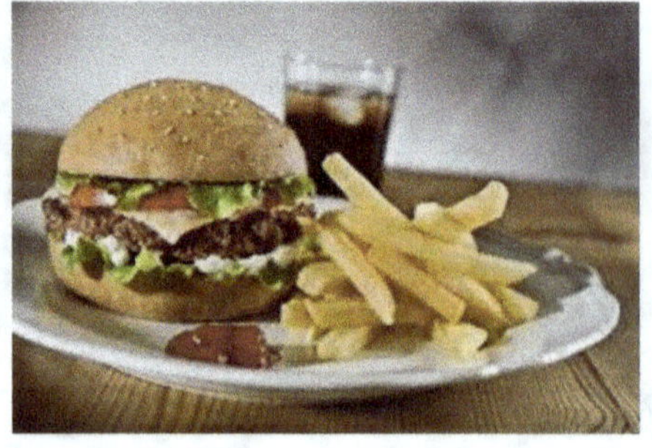

Niente di diverso da quello che avviene oggi per le sigarette, dato che in molti casi gli effetti sulla salute non sono meno gravi.

Purtroppo nulla è stato fatto in questo senso e l'aumento dell'obesità a livello planetario lo testimonia.

E non si tratta solo dell'obesità e delle sue conseguenze ben note sulla salute.

Cosa è il cibo spazzatura ?

Con questo termine si indica un'ampia varietà di prodotti alimentari che apportano solo calorie senza contenere elementi nutritivi, da qui l'altra definizione di *calorie vuote*.

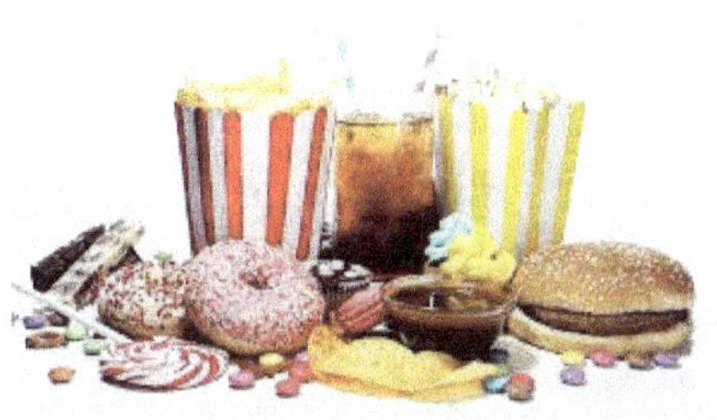

Vengono così indicati anche prodotti che, pur contenendo principi nutritivi, sono da considerare insalubri per la presenza di additivi o altre sostanze dannose all'organismo.

Caratteristiche che classificano un prodotto alimentare come cibo spazzatura:

Cibo spazzatura. Se lo conosci lo eviti.

- Elevato contenuto in zucchero, solitamente saccarosio.

- Presenza di farina bianca, quindi estremamente raffinata.

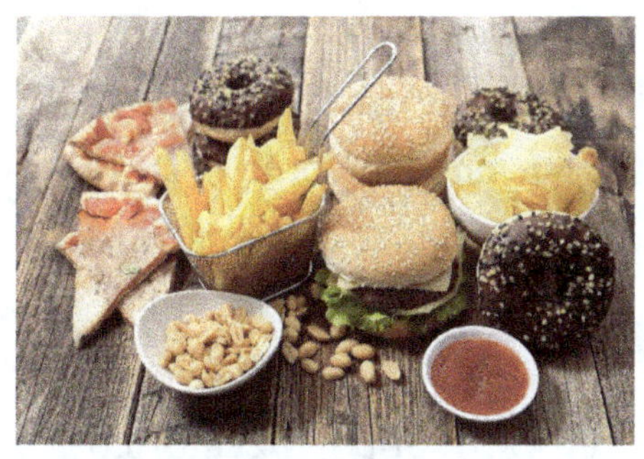

- Presenza di un'elevata percentuale di grassi saturi e, spesso, di grassi idrogenati o trans.

- Rapporti tra i tre nutrienti, Carboidrati, Proteine e Grassi, estremamente squilibrati a favore dei carboidrati e/o dei grassi, di solito saturi se non idrogenati

-Frequentissima presenza di sale o magari del famigerato

glutammato monosodico, di solito in dosi elevate, di coloranti e altri additivi chimici

- A volte al posto dello zucchero presenza di dolcificanti artificiali cancerogeni.

Si tratta quindi di prodotti carenti di Proteine, di Vitamine e di Fibre.

Hanno di solito prezzo unitario piuttosto basso ma, grazie al loro bassissimo costo di produzione dovuto alla infima qualità delle materie prime, assicurano ampi profitti.

Se però si calcola il prezzo al chilo, come si fa normalmente con gli alimenti *normali*, ci si accorge che questo è elevatissimo.

Complessivamente sotto questa voce troviamo le merendine e gli snack dolci o salati distribuiti dalle più importanti industrie italiane e straniere, i prodotti di fast food, le bibite gassate.

Il consumo di questi prodotti, il cibo spazzatura, porta all'insorgere e/o all'aggravarsi di molti e gravi problemi di salute. Solo per citarne alcuni ricordiamo l'*obesità*, il *diabete di tipo II*, i *disturbi cardiocircolatori*, alcune forme di *tumore*, le *carie dentarie*, ma anche disturbi di tipo *psichiatrico* come il *Disturbo da iperattività/deficit d'attenzione*, *disturbi dell'umore* e vari disturbi *neurologici*.

Il cibo spazzatura, proprio per l'elevato apporto calorico in relazione al peso (identificabile dalle chilocalorie per 100 grammi), apporto dovuto all' elevato contenuto in saccarosio o in altri zuccheri veloci (come lo sciroppo di glucosio e all' uso di farina bianca) comporta un rapido aumento della glicemia e, come conseguenza, una elevata secrezione di insulina da parte del pancreas.

Molti di questi prodotti apportano molti grassi saturi, spesso addirittura idrogenati, e un apporto proteico molto basso, ben lontano dalle percentuali ritenute necessarie.

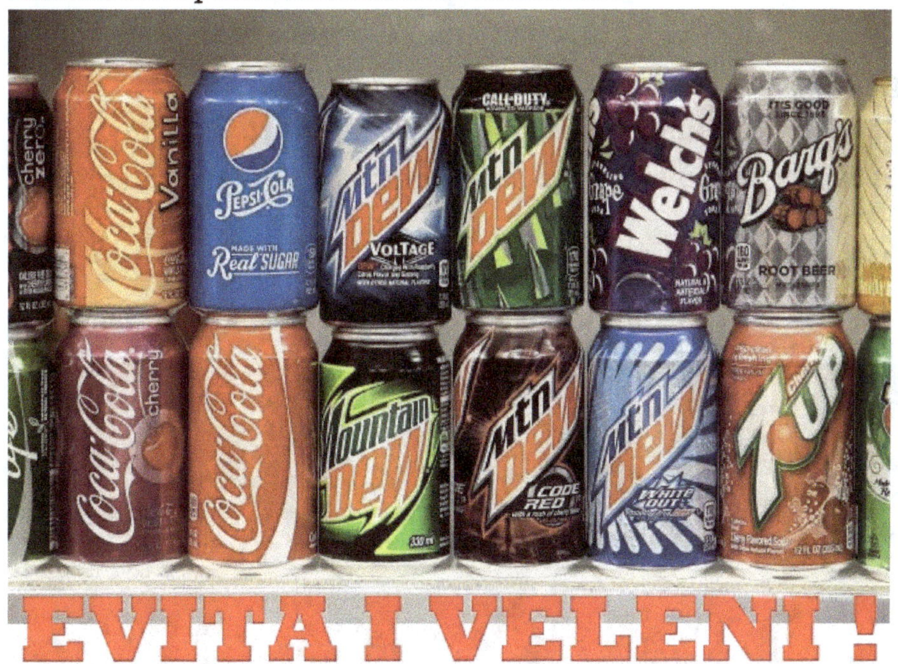

In molti casi, come ad esempio nelle bibite gassate, l'unico apporto nutritivo è costituito dallo zucchero contenuto all' interno della bibita stessa.

Una lattina di bibita apporta 140 – 180 Chilocalorie, con indici glicemici che oscillano tra 60 e 70 o più, nonché quantità di zuccheri disponibili variabili tra 35 e 45 grammi in base ai dati pubblicati dall'American Society for Clinical Nutrition.

Solo qualche esempio:

Il Carico Glicemico prodotto da una lattina (330 grammi) di

bibita oscillerà quindi tra 21 e 31,5 circa.

Solo per fare un paragone facilmente comprensibile sarebbe necessario consumare tra 53 e 80 grammi di pane bianco per ottenere lo stesso Carico Glicemico.

Ed il pane non è certo un alimento con un Indice glicemico basso!!!!!!

Se poi volessimo ottenere lo stesso Carico Glicemico con le ciliegie, ne dovremmo consumare tra 815 e 1223 grammi!

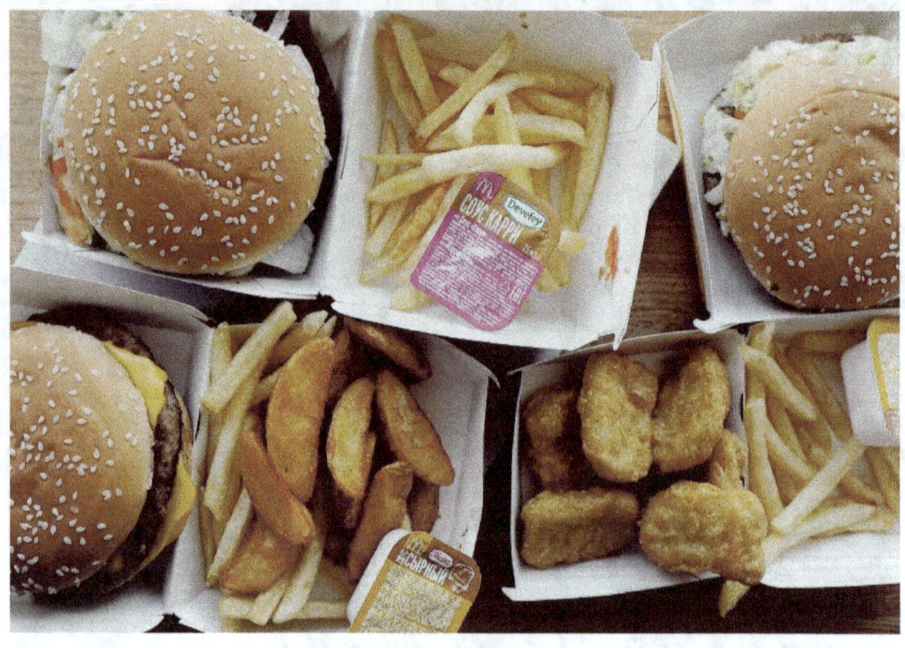

Ma se pensate che il cibo spazzatura, cioè tutto quello che viene venduto nei **Fast Food**, ma anche le merendine, le bibite gassate, pizzette, patatine, creme al cioccolato spalmabili nonché biscotti ed altri dolcetti che *fanno tanto famiglia* etc, facciano solo ingrassare, vi sbagliate.

Il grasso è il male minore!

Come ci dice l'*Avon Longitudinal Study of Parents and Children*[1], a cura dei ricercatori Dr Pauline Emmett e Dr Kate Northstone della Bristol University, studio che ha seguito la salute ed il benessere di lungo termine di circa 14.000 bambini nati all'inizio degli anni 90, l' uso del cibo spazzatura ha come esito, permanente, un :

Quoziente Intellettivo più basso, cioè una minor intelligenza

I bimbi sono stati divisi in 3 gruppi: quelli che mangiavano cibi pronti e trasformati ricchi di grassi e zuccheri, cioè il cibo spazzatura, quelli che seguivano una dieta a base di carne, verdure e patate e quelli che consumavano frutta, insalata, verdura e pesce.

A otto anni e mezzo alcuni test hanno poi valutato le capacità cognitive e intellettive dei bambini e, tenuto conto anche di altri fattori come livello di istruzione della madre, agiatezza socio-economica della famiglia e durata dell'allattamento al seno, i ricercatori hanno rilevato nei bambini che erano stati nutriti con frequente uso di cibo spazzatura, **un quoziente di intelligenza inferiore di circa 5 punti r**ispetto **alla media dei coetanei che si sono nutriti con frutta e verdura nonché pesce,** le basi dell'alimentazione **tanto per la dieta Paleo che la dieta Zona.**
Spiega la dr.ssa Pauline Emmett, alla guida dello studio:

"LO SVILUPPO DEL CERVELLO E' MOLTO

RAPIDO NEI PRIMI ANNI DI VITA"

La stessa ha parlato di effetti "cronici" e "irreversibili".

"*I bambini che mangiano troppi cibi zuccherati o confezionati* – ha precisato – *non hanno abbastanza vitamine: il loro cervello non può formarsi come dovrebbe. Una sana alimentazione nei primi anni di vita è essenziale perché è il periodo in cui il cervello cresce più rapidamente*".

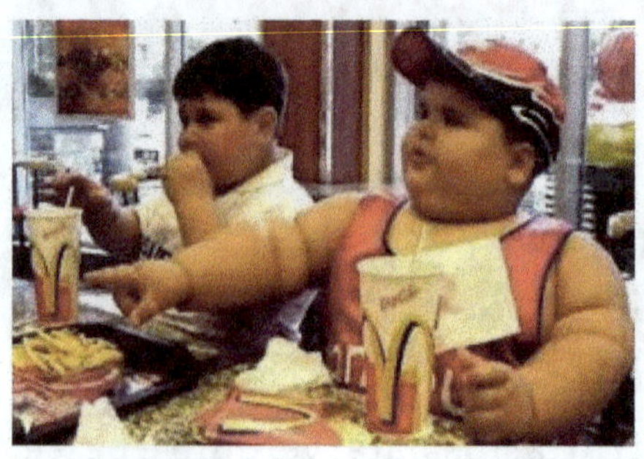

I bimbi più piccoli dovrebbero quindi mangiare sempre alimenti leggeri e sani, che favoriscano la crescita del corpo e della mente.

Seguendo fin da piccoli criteri della Paleo Zona questo diventa automatico.

Ma anche negli anni successivi a quelli della prima infanzia, ma anche da adulti, è bene limitare il consumo di cibo-spazzatura, che è insalubre per definizione.

Se poi lo si abolisse o lo si facesse mangiare solo a chi lo produce o lo vende, sarebbe anche meglio per tutti.

Quindi, se volete dei figli meno intelligenti del normale, sapete quale è la strada da seguire.

Bibliografia:

1) Wiles N.J.,Northstone K.,Emmett P.,Glyn L.(2009)"Junk food" diet and childhood behavioural problems: Results from the ALSPAC cohort Eur J Clin Nutr.Apr; 63(4): 491–49

video su cibo-spazzatura

https://youtu.be/DlKoG6gA2Vs

RAPPORTO
SODIO/POTASSIO
IMPORTANZA PER

LA SALUTE

La ricerca scientifica nutrizionale ha illustrato l'importanza di tre rapporti di nutrienti critici:

omega-6/ omega-3,

calcio e magnesio

sodio e potassio (Na+/K+).

I dati indicano che questi tre rapporti sono diversi tra **dieta paleolitica** e una tipica **dieta occidentale**.

Inoltre, i rapporti trovati in una dieta paleolitica sono molto più benefici per la salute umana.

Perché il rapporto sodio/potassio è così importante?
Fornire alla nostra fisiologia alimenti che corrispondano alle nostre esigenze nutrizionali determinate geneticamente è uno dei principi fondamentali di una dieta paleolitica.
Gli squilibri alimentari possono causare problemi di salute.
La dieta occidentale è povera di alimenti vegetali contenenti sali alcalini di potassio (base K), che i nostri antenati mangiavano in abbondanza.

Allo stesso tempo, le diete moderne comprendono alimenti che sostituiscono quei sali K-base con cloruro di sodio (NaCl).

Di conseguenza, in una tipica dieta occidentale, il rapporto tra sodio e potassio è spesso 1 a 1 e molte volte peggiore.

Come accennato, il rapporto sodio/potassio è fondamentale per la nostra salute.

Un aumento del sodio nella dieta aumenta il rapporto sodio/potassio anche se vengono introdotti giusti livelli di potassio, anche se spesso il consumo di potassio è insufficiente.

Questo peggiora il problema spingendo il rapporto più lontano dal nostro rapporto naturale di circa 1-5 e 1-10.

Nel 1957, gli scienziati scoprirono quella che venne chiamata pompa Na+-K+, che si trova nella membrana plasmatica esterna di quasi tutte le cellule.

Questa pompa sodio/potassio è responsabile del pompaggio di tre ioni sodio dalla cellula e due ioni potassio nella cellula.

Per eseguire questo scambio è necessario l'ATP (la forma di energia del corpo umano).

Queste pompe mantengono una maggiore concentrazione di sodio extracellulare (all'esterno della cellula) e una maggiore concentrazione di potassio intracellulare (all'interno della cellula), che è fondamentale per i processi fisiologici di tutte le cellule del nostro corpo.

Se questo gradiente di concentrazione elevato, con sodio al di fuori delle cellule e potassio all'interno delle cellule non fosse mantenuto arriverebbe la morte, quindi uno spostamento dalle nostre esigenze nutrizionali geneticamente determinate può avere conseguenze disastrose per la nostra salute.

Conseguenze sulla salute.

Una dieta povera di potassio e ricca di sodio aumenta il carico netto di acidi nel corpo.

Questo porta a un'acidosi metabolica cronica, con effetti negativi sul corpo, tra cui ritardo della crescita nei bambini, diminuzione della massa muscolare e ossea negli adulti e formazione di calcoli renali.

L'acidosi è anche riconosciuta come fattore di sviluppo del cancro.

Naturalmente la modifica dell' acidosi può invertire queste condizioni (1).

Molti sostenitori della riduzione del consumo di proteine animali sostengono che una tale dieta crea acidosi metabolica.

Tuttavia, i risultati precedenti che hanno mostrato una correlazione tra l'incidenza della frattura dell'anca e l'assunzione di proteine animali nelle donne anziane sono stati negati dal consumo di cibo vegetale (1).

Molti alimenti vegetali sono ricchi di potassio.

Questa scoperta è legata anche ad uno studio che dimostra che mentre il carico di acido nella dieta è associato alla malattia renale cronica (CKD), l'assunzione di potassio era associata negativamente all'CKD e l'assunzione di proteine non aveva alcuna associazione con l'CKD (2).

Revisionando la letteratura scientifica emerge in modo schiacciante la diminuzione del sodio e contemporaneamente l'aumento del potassio per maggiori benefici per la salute.

Nonostante le linee guida dietetiche è stato stabilito che meno dello 0,015% della popolazione ha raggiunto gli obiettivi (3).

Risultati più recenti mostrano un miglioramento rispetto a questo numero, ma mostrano comunque che solo il 10% circa degli adulti americani ha un rapporto Na+/K+ coerente con le linee guida dell'OMS per la riduzione del rischio di mortalità (4).

Un importante gruppo di studi sostiene l'associazione di un elevato rapporto Na+/K+ con un aumento dell'ipertensione (5, 6, 7, 8).

È stato anche verificato che un basso apporto di sodio e un elevato apporto di potassio riducono la pressione sanguigna negli individui ipotensivi, normotesi e ipertesi (9)

Un alto rapporto Na+/K+ è stato anche collegato alla calcolosi urinaria (10), un fattore di rischio e predittore di CKD (11, 12).

Ugualmente un rapporto elevato è associato ad un aumento dell'obesità (13) ed è correlato all'elevata resistenza all'insulina e alla bassa sensibilità all'insulina (14).

È stato anche identificato come un fattore di rischio per l'ictus (15, 16, 17) e persino la mortalità per tutte le cause (17, 18).

Questa ricerca dimostra che il rapporto Na+/K+ è un fattore importante per la salute e per le strategie per ridurre il consumo di sodio e aumentare il consumo di potassio.

La cosa migliore per correggere questo rapporto è quello di ridurre il consumo di condimenti moderni e alimenti ultra-lavorati (19).

Questo è facile seguendo la *Paleo in Zona*.

Bibliografia

1.   FrassettoL, Morris RC Jr, Sellmeyer DE, Todd K, Sebastian A. Diet, evolution and aging--the pathophysiologic effects of the post-agricultural inversion of the potassium-to-sodium and base-to-chloride ratios in the human diet. Eur J Nutr. 2001 Oct; 40(5): 200-13. Review.
https://www.ncbi.nlm.nih.gov/pubmed/11842945
2. Ko BJ, Chang Y, Ryu S, Kim EM, Lee MY, Hyun YY, Lee KB. Dietary acid load and chronic kidney disease in elderly adults: Protein and potassium intake. PLoS One. 2017 Sep 27; 12(9).
https://www.ncbi.nlm.nih.gov/pubmed/28953915
3.   Drewnowski A, Maillot M, Rehm C. Reducing the sodium-potassium ratio in the US diet: a challenge for public health. Am J Clin Nutr. 2012 Aug; 96(2):439-44.
https://www.ncbi.nlm.nih.gov/pubmed/22760562
4.   Bailey RL, Parker EA, Rhodes DG, Goldman JD, Clemens JC, Moshfegh AJ, Thuppal SV, Weaver CM. Estimating Sodium and Potassium Intakes and Their Ratio in the American Diet: Data from the 2011-2012 NHANES. J Nutr. 2015 Apr 1; 146(4): 745-750.
https://www.ncbi.nlm.nih.gov/pubmed/26962185
5. Yin L, Deng G, Mente A, Sun Y, Liu X, Zhang X, Wang X, Wang Y, Bo J, Chen H, Liu X, Gao N, Bai X, Rangarajan S, Li W. Association patterns of urinary sodium, potassium, and their ratio with blood pressure across various levels of salt-diet regions in China. Sci Rep. 2018 Apr 30;8(1): 6727.
https://www.ncbi.nlm.nih.gov/pubmed/29712960

6.   Cunha MR, Cunha AR, Marques BCAA, Mattos SS,D'El-Rei J, França NM, Oigman W, Neves MF. Association of urinary sodium/potassium ratio with structural and functional vascular changes in non-diabetic hypertensive patients. J Clin Hypertens (Greenwich). 2019 Sep; 21(9): 1360-1369.
https://www.ncbi.nlm.nih.gov/pubmed/31444860

7.   Sebastian A,CordainL, Frassetto L, Banerjee T, Morris RC. Postulating the Major Environmental Condition Resulting in the Expression of Essential Hypertension and Its Associated Cardiovascular Diseases: Dietary Imprudence in Daily Selection of Foods in Respect of Their Potassium and Sodium Content Resulting in Oxidative Stress-Induced Dysfunction of the Vascular Endothelium, Vascular Smooth Muscle, and Perivascular Tissues. Med Hypotheses. 2018 Oct; 119: 110-119.
https://www.ncbi.nlm.nih.gov/pubmed/30122481

8. Zhao X, Zhang Y, Zhang X, Kang Y, Tian X, Wang X, Peng J, Zhu Z, Han Y.Associations of urinary sodium and sodium to potassium ratio with hypertension prevalence and the risk of cardiovascular events in patients with prehypertension.J Clin Hypertens (Greenwich). 2017 Dec; 19(12): 1231-1239.
https://www.ncbi.nlm.nih.gov/pubmed/29087023

9. Li Y, Yin L, Peng Y, Liu X, Cao X, Wang Y, Yang P, Li X, Chen Z.The association of blood pressure with estimated urinary sodium, potassium excretion and their ratio in hypertensive, normotensive, and hypotensive Chinese adults. Asia Pac J Clin Nutr. 2020; 29(1): 101-109.
https://www.ncbi.nlm.nih.gov/pubmed/32229448

10.   Cirillo M,Laurenzi M, Panarelli W, Stamler J. Urinary sodium to potassium ratio and urinary stone disease. Kidney Int. 1994 Oct; 46(4): 1133-9.
https://www.ncbi.nlm.nih.gov/pubmed/7861708

11.   Koo H, Hwang S, Kim TH, Kang SW, Oh KH,AhnC, Kim YH. The ratio of urinary sodium and potassium and chronic kidney disease progression. Medicine (Baltimore). 2018 Nov; 97(44).
https://www.ncbi.nlm.nih.gov/pubmed/30383635

12.	Mirmiran P,NazeriP, Bahadoran Z, Khalili-Moghadam S, Azizi F. Dietary Sodium to Potassium Ratio and the Incidence of Chronic Kidney Disease in Adults: A Longitudinal Follow-Up Study. Prev Nutr Food Sci. 2018 Jun; 23(2): 87-93. https://www.ncbi.nlm.nih.gov/pubmed/30018885

13.	Jain N,Minhajuddin AT, Neeland IJ, Elsayed EF, Vega GL, Hedayati SS. Association of urinary sodium-to-potassium ratio with obesity in a multiethnic cohort. Am J Clin Nutr. 2014 May; 99(5): 992-8. https://www.ncbi.nlm.nih.gov/pubmed/24552753

14.	Park YM,KwockCK, Park S, Eicher-Miller HA, Yang YJ. An association of urinary sodium-potassium ratio with insulin resistance among Korean adults. Nutr Res Pract. 2018 Oct; 12(5): 443-448. https://www.ncbi.nlm.nih.gov/pubmed/30323912

15.	Averill MM, Young RL, Wood AC,KurlakEO, Kramer H, Steffen L, McClelland RL, Delaney JA, Drewnowski A. Spot urine sodium-to-potassium ratio is a predictor of stroke: The Multi-Ethnic Study of Atherosclerosis (MESA). Stroke. 2019 Feb; 50(2): 321-327. https://www.ncbi.nlm.nih.gov/pubmed/30661503

16.	Willey J, Gardener H, Cespedes S, Cheung YK, Sacco RL, Elkind MSV.Dietary sodium to potassium ratio and risk of stroke in a multi-ethnic urban population: The Northern Manhattan Study.Stroke. 2017 Nov; 48(11): 2979-2983. https://www.ncbi.nlm.nih.gov/pubmed/29018136

17.	Okayama A, Okuda N, Miura K, Okamura T, Hayakawa T, Akasaka H, Ohnishi H,SaitohS, Arai Y, Kiyohara Y, Takashima N, Yoshita K, Fujiyoshi A, Zaid M, Ohkubo T, Ueshima H; NIPPON DATA80 Research Group. Dietary sodium-to-potassium ratio as a risk factor for stroke, cardiovascular disease and all-cause mortality in Japan: the NIPPON DATA80 cohort study. BMJ Open. 2016 Jul 13; 6(7). https://www.ncbi.nlm.nih.gov/pubmed/27412107

18.	Judd SE, Aaron KJ, Letter AJ, Muntner P, Jenny NS, Campbell RC, Kabagambe EK, Levitan EB, Levine DA, Shikany

JM, Safford M, Lackland DT. High sodium:potassium intake ratio increases the risk for all-cause mortality: the REasons for Geographic And Racial Differences in Stroke (REGARDS) study. J Nutr Sci. 2013 Apr 23; 2.
https://www.ncbi.nlm.nih.gov/pubmed/25191561
19.	Oliveira LS, Coelho JS, Siqueira JH, Santana NMT, Pereira TSS, Molina MDCB.Sodium/potassium urinary ratio and consumption of processed condiments andultraprocessed foods. Nutr Hosp. 2019 Mar 7; 36(1): 125-132.
https://www.ncbi.nlm.nih.gov/pubmed/30834771

LIBRI PUBBLICATI SU AMAZON

Conoscere il proprio corpo. Anatomia umana
vol. 1
vol. 2
vol. 3
vol. 4
vol. 5
al momento è in preparazione il volume 6

Invecchiare rimanendo giovani

Prostata. Istruzioni per l'uso (edizioni anche in inglese, francese e spagnolo)

Te la dò io la dieta Zona (edizioni anche in inglese, francese e spagnolo *collana Dieta Zona*

Panciosità. Manuale di amicizia con il cibo.

Combatti Stress, Ansia, Depressione (edizione anche inglese)

Memorie di un Nutrizionista. I miei casi clinici

Occhio alla TV. I danni alla salute prodotti dalla televisione

Di dieta in dieta. Tutte le diete che servono.

Mangiare bene per vivere in salute

Stress

Una storia d'amore. Romanzo storico

**CIOCCOLATO. cibo o droga? Forse entrambe le cose !
Origine, storia, botanica del cioccolato, sue proprietà
nutrizionali, terapeutiche e psicoattive.**

**COSA E' IL GRASSO? A COSA SERVE? COME AVERE SOLO
QUELLO NECESSARIO?** *collana Dieta Zona*

BLOCCO E BLOCCHETI DELLA DIETA ZONA SPIEGATI FACILI
collana Dieta Zona

**CIBO E PSICHE. Alimentazione un fenomeno PSICOBIOLOGICO:
Come gli alimenti e le nostre idee influenzano le nostre scelte
alimentari e come ciò che mangiamo modifica la nostra Psiche**

corretta alimentazione
visita il mio sito

WWW.dietazonaonline.com

se mi vuoi scrivere

gab.bur@yandex.com

per i tuoi appunti

DR. GABRIELE BURACCHI

76